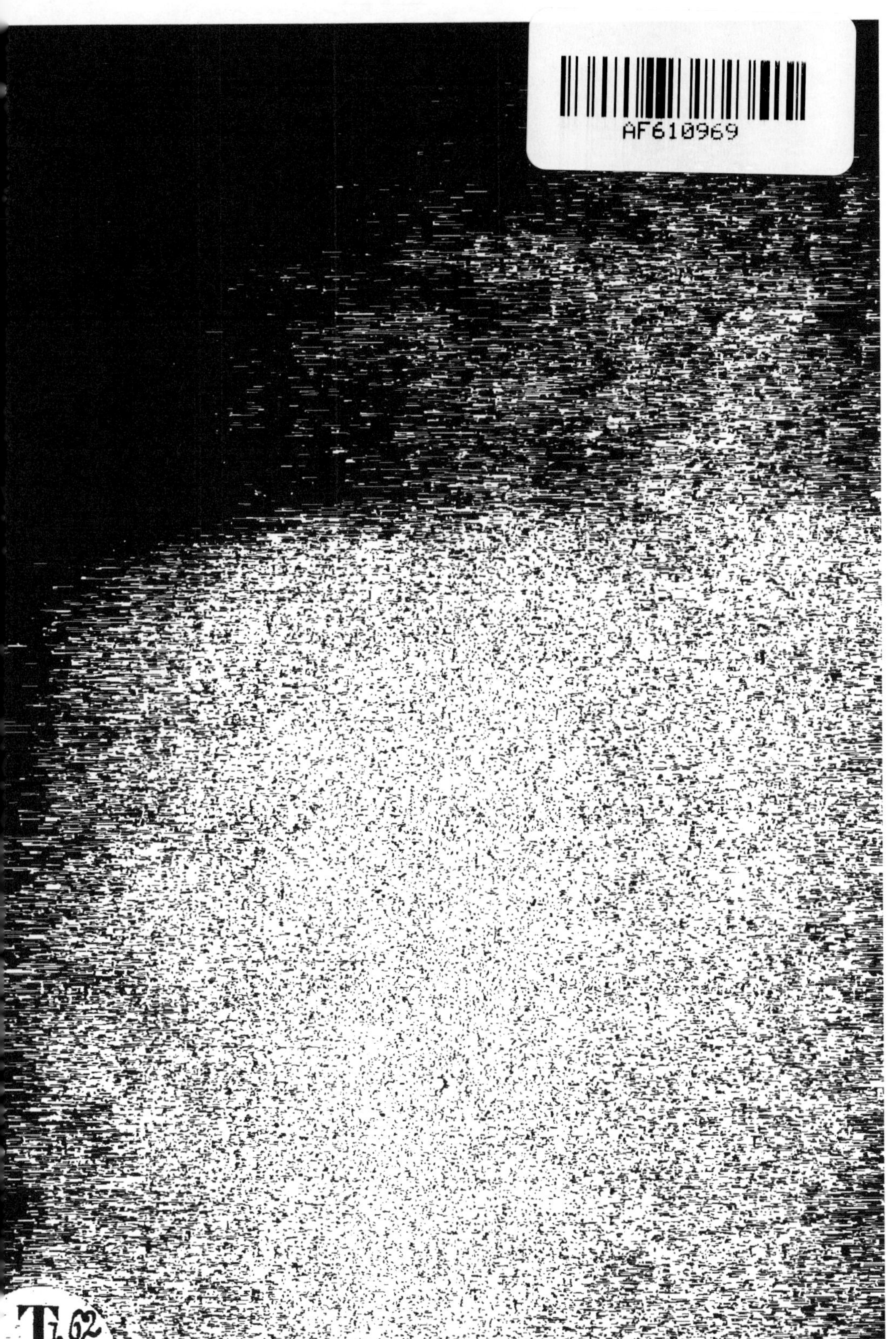

DU
MAGNÉTISME ANIMAL

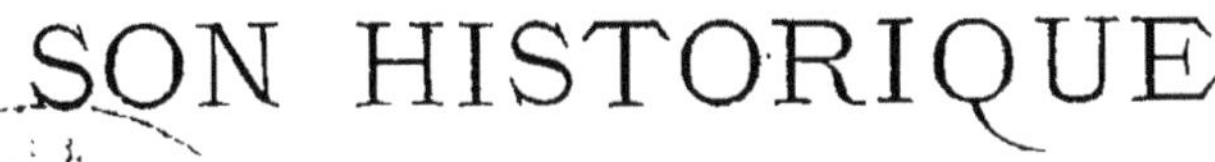

SON HISTORIQUE

PAR

A. ESPINOUSE

Docteur en Médecine de la Faculté de Montpellier

Ex-interne des Hôpitaux de Limoges (concours de 1863)
1re MENTION (1862-1863)
Interne adjoint des Hôpitaux de Bordeaux (concours de 1864)
Interne titulaire des Hôpitaux de Bordeaux (Hôpital des enfants, concours de 1865)
Membre assistant de la Société Médico-Chirurgicale de cette ville
Membre titulaire de la Société d'Émulation de Montpellier
Médecin auxiliaire de l'Épidémie de variole de Cournonterral (Hérault) récompense Ministérielle
Médecin inspecteur de la Société protectrice de l'Enfance (médaille d'honneur, août 1876)
Médecin des bureaux de bienfaisance de Bordeaux.

BORDEAUX

IMPRIMERIE BORDELAISE J. LAMARQUE

43, Rue Porte-Dijeaux, 43

1877

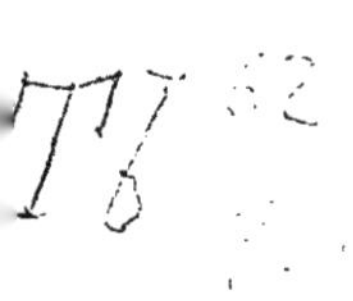

A

Monsieur Calixte RENAUD

HOMMAGE DE SINCÈRE AMITIE

Dr Espinouse.

AVANT-PROPOS

Mon intention formelle était de ne faire connaître mon opinion sur le magnétisme animal, que plus tard : alors qu'il m'aurait été possible de donner pour base à mes théories un nombre plus grand de faits acquis et personnels; minutieusement observés, écrasants de véracité et d'importance scientifique.

Car, c'est par des faits qu'il faut répondre et non par des arguments scolastiques (et surtout non par l'insulte) qui ne prouvent rien dans un procès, dont l'expérience et l'observation doivent être le juge en dernier ressort.

Oui, les faits seuls absolvent ou condamnent *et, « toute généralisation, tout raisonnement scientifique doit reposer sur l'enseignement exclusif, immuable et primordial des faits,* » comme l'a dit, avec tant de sagesse, M. le docteur Bertin, professeur d'hygiène à la Faculté de Montpellier, confirmant ainsi les vieilles idées de cette école, si critiquées et si délaissées, depuis quelques années, et qui cependant, quoiqu'on en dise, sont la base de toute saine médecine.

Assurément, je n'ai pas la prétention de faire partager à mes confrères ma conviction sur la réalité des phénomènes magnétiques : *il n'est pas de plus sourds que ceux qui ont intérêt à ne pas entendre.* — D'autres, avant moi (bien plus autorisés que je ne le suis aujourd'hui), ont vainement tenté de réaliser cette idée; l'histoire nous apprend la triste récompense qu'ils en ont obtenue.

Bien facilement se comprend et s'explique la cause véritable de cet antagonisme… c'est l'annihilation (1) de la moitié des connaissances physiologiques, s'écria M. Castel, après la lecture du rapport du Docteur Husson, sur les expériences magnétiques, qu'il avait été chargé d'examiner. — Ces paroles en disent trop : aussi tout développement me semble-t-il complètement inutile.

Mais mon silence étant mal interprété, il est de mon devoir, comme dignité personnelle, de dire ce que je pense, ce que je crois :

Credidi, propter quod locutus sum.

Il m'est agréable aussi d'aider à faire cesser cet absolutisme, dit *scientifique*, qui entrave la science, et que quelques confrères courageux ont bravé déjà (pas impunément il est vrai), mais dont les efforts (pour des idées médicales autres que celles que je défends) ont été enfin couronnés de succès.

J'espère et je compte obtenir, plus tard, cette récompense à mon tour.

Le but que je poursuis et que je poursuivrai, malgré toutes les entraves, même les plus pénibles, c'est de démontrer l'existence du magnétisme animal ; de le débarrasser de ce manteau de charlatanisme et de sorcellerie, dont le couvrent certains hommes de sciences : de lui enlever ce cachet mystérieux de don providentiel que lui accorde le vulgaire ; de le traiter, en un mot, terre à terre, en faisant ressortir son identité avec l'électricité dynamique : de tenter enfin de rendre indiscutable son utilité au point de vue de la certitude de l'étiologie, du diagnostic, du pronostic des maladies ; et par suite affirmer l'importance immense qu'il y a à le défendre dans l'intérêt de tous.

J'*atteindrai ce but, non par les moyens énergiques et si dignes d'éloges, employés à me combattre* (à chacun ses goûts) ; mais en m'appuyant des idées et des affirmations d'hommes les plus recommandables par leur leur science et leur honorabilité ; par l'exposé de faits sérieux, authentiques ; par l'analyse et la critique honnête et consciencieuse des diagnostics portés avant mon examen, *laissant aux résultats le droit de se prononcer*.

---

(1) Séance de l'Académie, 28 juin [illegible].

L'insulte, la calomnie, l'espionnage, rien ne m'a arrêté : persuadé, me sachant dans le vrai, que le ressentiment des injures doit être en raison directe de la valeur intellectuelle et morale des insulteurs.

Je connaissais trop mes délateurs pour ne pas mettre en pratique cette grande vérité : telle a été la cause de mon silence.

A une lettre bienveillante, que m'adressa un de mes anciens chefs de service des hôpitaux de Bordeaux, je répondis : plus tard, je donnerai une réponse digne d'un homme intelligent et d'un honnête homme. Cette réponse, forcément incomplète, il est vrai, je la donne aujourd'hui.

Mon verre n'est pas grand, mais je bois dans mon verre.

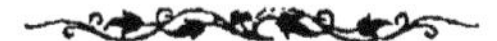

HISTORIQUE DU MAGNÉTISME

Depuis les temps les plus plus reculés, le magnétisme, les phénomènes par lesquels il se dévoile et son application au traitement des maladies ont été aperçus et reconnus.

On peut suivre, aujourd'hui, grâce aux travaux de médecins allemands et de MM. Abrial (ancien sénateur et pair de France), Deleuse, Bertrand, les traces du magnétisme chez divers peuples : Egyptiens, Juifs, Grecs, Romains.

Plus tard, on les voit renaître dans quelques pays de l'Europe.

Partout et toujours se retrouvent les caractères essentiels, décrits par les observateurs modernes, pourvu que le fait principal soit isolé de circonstances purement accessoires, dues à la diversité des notions scientifiques et des croyances religieuses.

La partie pratique du magnétisme, quel que soit le nom qu'on lui donne, se réduit à ses deux point principaux que l'on constate toujours : Guérison des maladies : phénomène du somnambulisme.

Qu'est donc le magnétisme animal ?

Qu'entend-on par somnambulisme magnétique ?

Le magnétisme animal est un agent, une propriété existant à l'état latent chez les êtres vivants ; pouvant se manifester naturellement dans certains états pathologiques (névroses) ou sous l'influence d'un individu sur un autre, quand les tempéraments ont quelque affinité, quelque sympathie.

Dans cet état, les uns sont agités, d'autres calmes ; le plus ordinairement, la respiration et la circulation sont accélérées. On remarque des mouvements convulsifs fibrillaires ayant toute ressemblance avec des secousses électriques ; de l'engourdissement, de l'assoupissement, de la somnolence et. dans quelque cas, survient le somnambulisme.

L'état physiologique peut aussi éprouver de grands changements : insensibilité, accroissement subit considérable des forces.

Le somnambulisme est donc une des manifestations de l'état magnétique pendant lequel les facultés sensoriales et intellectuelles sont très-développées.

Le magnétisme est un agent thérapeutique, tandis que le somnambulisme est un mode de diagnostic, qui permet, pour ainsi dire. de faire l'anatomie-pathologique des organes internes sur le vivant.

Arnobe (1), Prosper Alpinus (2), Diodore de Sicile (3), Macrobe (4), rapportent des faits qui prouvent que ce mode de science médicale était en honneur chez les Egyptiens.

Prosper Alpinus raconte que les réponses des prêtres, appelés Onéiropoles, faites pendant leur sommeil, étaient inscrites sur des tablettes suspendues aux colonnes des Temples, et que ces tablettes furent longtemps le seul livre de médecine pratique. La famille des Asclipiades et Hippocrate lui-même en retirèrent un grand nombre des Temples de Memphis et d'Héliopolis.

L'histoire des Hébreux fait non-seulement mention des *voyants*, mais encore on y trouve relatés des cas de guérisons opérées par quelques-uns des plus connus (5) : Le fils de la veuve Sarepta. guéri par Élie ; Naaman, général de l'armée du roi de Syrie, guéri de la lèpre par le même.

L'imposition des mains était une pratique très-usitée chez les juifs : les cas rapportés par saint Marc, saint Mathieu, saint Luc, prouvent que les guérisons opérées par Jésus, ainsi que par les Apôtres étaient presque toujours dues à ce même moyen.

A l'Inde et à l'Égypte sont empruntées toutes les pratiques suivies dans les temples de Cos, de Delphes et d'Éphèse..

---

(1) Arnobe, liv. 1.

(2) Traité de la médecine chez les Égyptiens..

(3) Diodore de Sicile, liv. 1.

(4) Saturnal, liv. 1. chap. 33.

(5) Rois. Livres III et IV, chap. XVII — V.

Aussi, disait-on des médecins les plus célèbres de l'antique Grèce, qu'ils étaient des devins et des enchanteurs.

L'armée d'Achille étant décimée par la peste, il envoie consulter quelqu'un qui vaticine (1) pour la délivrer du fléau.

Pythagore, Plutarque, Élien. Strabon, citent des faits analogues. — Les réponses de la Pythie, dit Plutarque, quoique soumises à un examen sévère, n'ont encore été convaincues par personne de mensonge et d'erreur.

Que penser de Socrate, cette *pseudo-divinité*, dont Platon, Aristote, Xénophon, Plutarque et tant d'autres philosophes n'ont parlé qu'avec admiration : sa morale si pure, l'ascendant prodigieux qu'il exerçait sur l'esprit et le cœur de ses élèves, et surtout ses prévisions, si étonnantes, ce n'est-il pas du somnambulisme naturel démontré par ces avertissements, ces pressentiments que lui donnait son démon, sa voix intérieure?

Aristote, rapporte Platon, faisait des progrès dans l'étude de la sagesse, par cela seul qu'il habitait la maison de Socrate : mais bien plus grands étaient-ils, quand ils pouvaient être dans la même Chambre : que ce philosophe parlait, ses regards fixés sur lui. Socrate prédit sa mort, bien que, par l'accusation portée contre lui, la peine ne dût être qu'une simple amende : ce fait est historique, Platon, Aristote, Xénophon, Diogène de Laerce, Plutarque, etc., le rapportent

Ptolémée, blessé, est guéri par les conseils que donne Alexandre pendant son sommeil (Cicero, de Divin).

Appolonius de Thyane, initié aux mystères par les prêtres du Temple d'Égée, consacré à Esculape, opéra de tels prodiges, fit des cures si surprenantes en visitant Éphèse, Smyrne, Athènes, Corinthe, Ninive, la Perse et l'Inde, qu'il passait, auprès des uns pour un magicien, et auprès des autres pour un Dieu.

On trouve encore des traces de traitement par le magnétisme dans les discours qu'a laissés l'orateur Aristide, le familier de Marc-Aurèle : toutes ses prévisions s'accomplissaient au grand étonnement des médecins et de ses amis, qui l'accusaient d'avoir trop de confiance dans les conseils qu'il puisait dans ses songes. Origène affirme que les guérisons opérées en songe par Esculape,

(1) Qui prédit.

existaient de son temps dans toute leur force, et que le temple de ce *Dieu* était sans cesse rempli de Grecs et de Barbares, venant consulter l'Oracle pour des maladies.

Jambliqué, qui, lui aussi, rapporte quelques faits, n'hésite pas à affirmer que la médecine ne se soit formée par les songes.

Philostrate dit : le plus grand service que la divination a rendu aux hommes, c'est l'invention de la médecine.

Chez les Romains, les livres sybilliens étaient aussi consultés ; on avait bâti dans l'Ile du Tibre un Temple à Esculape, où les malades allaient dormir pour obtenir en songe la connaissance des remèdes qui devaient les guérir (Val., Marx, Liber I.)

Cicéron (Livre III de la divin.) fait allusion au culte d'Esculape et aux oracles qu'il rendait en songe pour la guérison des maladies.

Tite-Live, Tibulle, Strabon affirment les cures surprenantes, pour ainsi dire merveilleuses, opérées dans ce temple.

Varron, *de Re Rusticà,* est bien plus affirmatif : Je ne souffrirai point, dit-il, que l'on conteste à la sybille d'avoir donné aux hommes d'utiles conseils pendant sa vie, et d'avoir laissé, après sa mort, des prédictions que l'on consulte encore avec empressement dans toutes les occasions difficiles.

Marius, dans la guerre des Cimbres, menait partout avec lui une prophétesse du nom de Marthe.

Aulu-Gelle rapporte qu'un prêtre nommé Cornélius, recommandable par la sainteté de sa vie, annonça que César était le vainqueur à la bataille de Pharsale.

Marc-Aurèle (chap. III, immortelles pensées), remercie les dieux de lui avoir indiqué, en songe, les remèdes qui le soulagèrent de ses crachements de sang à Gaëte et à Chrèse.

Gallien avoue que son expérience, en grande partie, est due aux lumières, qui lui sont venues par les songes.

Malgré l'opposition que la religion chrétienne fit aux oracles d'Esculape, d'après ce que rapportent Jamblique, Eunapius, Godefroy et d'autres auteurs, ils n'en subsistèrent pas moins parmi les chrétiens.

La prophétie, la divination, fonctions du sacerdoce d'alors, étaient pratiquées chez les Gaulois : ils avaient donc aussi leurs Sybilles : c'étaient généralement des femmes Druides ou de la race des Druides. Elles portaient, chez les Germains le nom de Alé-ronies.

Les Sybilles étaient l'objet d'un soin particulier de la part des Druides, qui attachaient une grande importance à leur éducation.

Tacite, Lampridius, Vopiscus sont enthousiastes à vanter la justesse et le succès de leurs prédictions.

Velléda promet aux Germains des victoires et la destruction des légions romaines (Tacite, Hist., Liv. IV.)

Ne compte pas sur la victoire, annonce une autre Druide à Alexandre Sévère, et ne te fie pas à tes soldats! Cet Empereur, en effet, fut mis à mort par une troupe de Germains qui faisaient partie de son armée.

Le dernier des médecins de l'antiquité, Alexandre de Tralles, qui, par ses écrits, rappelle le génie observateur d'Hippocrate, dans ses prescriptions contre la frénésie fait renaître la trace du magnétisme : il conseille les frictions sur les membres et surtout sur les membres inférieurs, prétendant qu'elles calment les convulsions.

L'exercice de l'art de guérir passa ensuite dans les mains du clergé. — Les temples des anciens dans lesquels étaient consignées les traditions et les procédés du magnétisme furent remplacés par les églises : on y passait les nuits; les mêmes songes, les mêmes visions, les mêmes guérisons s'y produisaient.

Les auteurs de cette époque, saint Grégoire de Tours, saint-Grégoire le Thaumaturge, etc., rapportent des faits semblables à ceux déjà cités.

Le privilége que possédaient les rois de France de guérir les écrouelles par le toucher, n'était-ce pas du magnétisme?

André Laurent, le premier médecin d'Henri IV, dans son traité des écrouelles a décrit la cérémonie telle qu'elle se pratiquait de son temps.

Malheureusement, quand les idées, les meilleures mêmes, sont exagérées, les abus en sont toujours la triste conséquence.

Aussi, voit-on durant cette suite de siècles barbares, qui composent le moyen-âge, la superstition envahir les esprits et les porter à commettre des actes de folie qui rendent leurs auteurs dignes de pitié, quand on songe que le supplice du feu a été leur punition.

Et ces crimes sociaux, à quoi sont-ils dus, si ce n'est à l'absolutisme scientifique des savants de l'époque, chargés d'éclairer la justice et de la conseiller dans ses décisions si terribles à l'égard de ces malheureux.

Là où la science aurait dit non, le *savant* venait dire oui.

Quand ils voulaient, rapporte-t-on, se mettre en communication avec Béelzébuth, ils se frottaient avec une pommade narcotique, ils buvaient des breuvages préparés, et alors arrivait la crise naturelle du somnambulisme.— Dans cet état, on pouvait les piquer, les blesser jusqu'au sang et les brûler même, sans qu'ils donnassent le signe le plus léger de sensibilité.

Mais en tout cela, je ne vois rien qui soit si extraordinaire, si merveilleux, si méphistophélétique. Si je ne me trompe, ces phénomènes insolites se retrouvent et se constatent dans l'hystérie anesthésique ayant rang, de nos jours, dans la classe des névroses complexes.

Ces phénomènes obtenus par les frictions, les breuvages, ne me semblent ni plus miraculeux, ni plus inadmissibles que ceux dus, à notre époque, à l'emploi de l'éther, du chloroforme et du chloral.

J'ai vu, étant étudiant, une jeune fille hystérique, dont les seuls points sensibles étaient les lobules de l'oreille et le bout du nez. On lui transperçait la langue de deux ou trois épingles sans qu'elle éprouvât la moindre douleur.

Transportons cette malheureuse à l'époque dont nous parlons; et au lieu des soins, qui lui furent prodigués pour tenter la guérison, la grillade aurait confirmé les théories inattaquables des savants chargés de l'examiner et de se prononcer.

Par conséquent, si des phénomènes condamnés aux XVe, XVIe et XVIIe siècle, sont maintenant acceptés, et reconnus scientifiques, ne serait-il pas un peu philosophique de penser que ceux, que l'on veut tenter de dénier aujourd'hui, et dont les provocateurs sont abreuvés de *gracieusetés*, pourront, un jour, être aussi admis et classés par la science? cette pensée me semble assez rationnelle.

Dans les ouvrages arabes qui furent écrits à cette époque, on trouve la première étincelle de la doctrine du magnétisme qui devint une opinion dominante en médecine et en philosophie : « L'imagination, dit Avicennes, peut agir non-seulement sur son propre corps, mais encore sur des corps très-éloignés; elle peut en conséquence les altérer, les fasciner, les rendre malades ou les guérir » (Avicennes, de la nature.)

Mais ce n'est qu'au XVIe siècle que cette puissance merveilleuse fut appelée pour la première fois du nom de magnétisme animal.

Pomponace, né à Mantoue, en 1462, dit qu'il n'est pas incroyable que la santé puisse être rendue par les effets de l'âme, et qu'il y a des hommes qui possèdent ces propriétés salutaires à un degré très-élevé. — Dans ses écrits, il s'attache à démontrer que tout ce qu'il y a de réel dans la magie provient de causes essentiellement naturelles, jusqu'alors ignorées, et que l'on ne doit pas l'attribuer aux démons. — Des opinions philosophiques si hardies attirèrent à leur auteur des persécutions, et naturellement son ouvrage fut mis à l'index.

Agrippa, né à Cologne, en 1486; Paracelse, né en 1493; Cardan, né à Pavie, en 1501, émettent et soutiennent des idées analogues, attribuant cette puissance à la foi et à l'imagination; ils rejettent comme vaines et inutiles les cérémonies et conjurations magiques. Il est rapporté des cas de guérisons extraordinaires dus à ces hommes, et par des moyens inconnus.

Cardan surtout opéra de telles cures qu'on le traita de magicien et l'on s'empressa de le mettre en prison à Bologne.

On croyait que, comme Socrate, il avait son génie familier, tandis qu'il déclarait ne devoir ses merveilleuses facultés qu'à l'excellence de sa nature.

Pendant ses extases volontaires, il ne ressentait nullement les douleurs violentes de la goutte dont il était atteint.

Bacon (François), né à Londres, en 1561, le plus grand philosophe des siècles modernes, le fondateur de la méthode expérimentale a émis des idées entièrement favorables à la doctrine du magnétisme. Il reconnaît la prévision et la vue à distance comme des facultés inhérentes à la nature humaine, et il en cite des exemples : « La magie, dit-il, n'est que le pouvoir de l'imagination d'un homme, porté sur le corps d'un autre homme. »

Van Helmont, né à Bruxelles, en 1577, que ni ses vertus, ni sa piété ne purent sauver des supplices de l'inquisition, fit aussi des cures surprenantes au moyen du magnétisme; l'éclatante récompense qu'il en obtint fut d'être plongé dans les cachots du Saint-Office. « Le magnétisme, dit-il, agit partout et n'a rien de nouveau que le nom : il n'est un paradoxe que pour ceux qui se moquent de tout ce qu'ils ne peuvent expliquer.

J'ai différé jusqu'ici, poursuit-il, de dévoiler un grand mystère : c'est qu'il y a dans l'homme une énergie telle, que par sa seule volonté et son imagination, il peut agir hors de lui, imprimer une vertu et exercer une influence durable sur un objet très-éloigné. »

La volonté est la première des puissances.

La reine de Navarre, dangereusement malade, à Metz, décrivit la bataille de Jarnac, comme si elle y eût assisté. — La nouvelle de la victoire d'Henri IV, reçue la nuit suivante, vint confirmer les détails connus déjà (*Mémoire de la Reine de Navarre*, p. 84). — Henri de Her. médecin de l'archevêque de Cologne et bien d'autres auteurs, Porta, Burgravius, Fracastor, Bartholin et surtout Maxwel se sont occupés de cette science et citent un grand nombre de faits en sa faveur.

Malgré les opinions de tant d'hommes célèbres, les préjugés l'emportèrent sur la raison, et on continua à voir dans les extatiques des possédés du démon et dans les magnétiseurs, des agents de l'esprit des ténèbres.

On vit encore les bûchers s'allumer et démontrer que la science d'alors ne pouvait se tromper.

De celle d'aujourd'hui on en dit autant ; mais malheureusement il est des faits qui prouvent le contraire.

Vers la fin du XVIIIe siècle. Gassner (né à Braz, Souabe), opérait des cures extraordinaires et était l'objet des critiques du célèbre Haën qui, ne comprenant pas comment elles pouvaient être obtenues, en conclut que Gassner tenait son pouvoir du démon.— Pour un savant aussi remarquable, avouons-le, cette raison n'a pas dû être difficile à trouver.

Ce fut à cette époque que Mesmer publia ses premières observations. — Antoine Mesmer, né en 1734 à Weiler, près la ville de Stein sur le Rhin, fit ses études médicales sous Van Swieten et de Haën. Pour les historiens et les biographes, cet homme, qui a démontré *l'existence de nouvelles facultés dans l'homme*, n'est pour eux qu'un vil charlatan : les mêmes outrages et les mêmes persécutions ont été et seront toujours l'apanage des défenseurs de vérités nouvelles, qui, heureusement pour l'humanité, finissent par triompher des obstacles que leur suscitent l'ignorance et l'envie. — Cette animosité s'explique bien vite lorsqu'on songe que

Mesmer osa publier « que les maladies s'aggravent et se guéris-« sent avec et sans le secours de la médecine, d'après différents « systèmes et les méthodes les plus opposés, et qu'il existe dans la « nature un principe universellement agissant, qui, indépendam-« ment de nous. opère ce que l'on attribue vaguement à l'art des « médecins. »

En 1773, il fit suivre à Mlle Œsterline, âgée de 29 ans, un traitement magnétique contre une maladie convulsive très-compliquée à laquelle elle était sujette. — Les crises naturelles soulageant souvent cette personne, il tenta de reproduire artificiellement ces crises salutaires avec des pièces aimantées que lui procura le Père Hell, professeur d'astronomie à Vienne.

L'expérience ayant parfaitement réussi, et Mesmer ayant compris qu'un autre principe que l'agent général de la nature faisait agir l'aimant, s'empressa de faire part au Père Hell de ce résultat inattendu.

D'une discrétion peu ordinaire. ainsi que cela arrive toujours. ce bon Père se hâta de publier « qu'avec des pièces aimantées « auxquelles il supposait une vertu *dépendant de leur forme*, il s'était « assuré des moyens de guérir les maladies de nerfs les plus gra-« ves. »

Il annonça qu'il avait communiqué son système aux médecins et *particulièrement* à Messmer. dont il continuerait à se servir pour ses expériences.

Il daigna lui faire cette concession! — La lutte commençait ; mais que pouvait un homme encore inconnu contre un savant que sa réputation et ses relations intimes rendaient si redoutable? Mesmer voulut réclamer : ses dénégations ne furent pas même écoutées. — Mesmer s'adressa alors à M. le baron de Stœrck, président de la Faculté de Médecine à Vienne, et premier médecin de Sa Majesté. Tous les détails de ses observations furent refusés, et Mesmer fut invité à ne pas *compromettre la Faculté* par la publicité d'une innovation de ce genre!!

Le physicien Ingenhoulze, se joignant à M. de Stœrck, alla encore plus loin : il voulut prouver que Mesmer était dans l'erreur ; mais son intention fut complètement annulée, car, témoin des expériences faites sur Mlle Œsterline, il fut obligé d'avouer, *chez Mesmer*, qu'il était *vaincu*. Après, il est vrai, il se vanta de l'avoir démasqué et dit que *ce qu'il avait vu n'était qu'une supercherie ridicule et concertée* (1). C'est d'un sublime, comme honnêteté scientifique, beaucoup plus commun qu'on ne pourrait le croire.

Mesmer publia, le 5 janvier 1775, *Sa Lettre à un Médecin étranger*, et commença des expériences dans les hôpitaux.

Voyant que tous ses efforts étaient paralysés et que l'évidence même ne pouvait triompher du mauvais vouloir et de l'envie, il se décida à parcourir les pays voisins : — Il traversa la Souabe, la Suisse. — A son passage à Munich, l'Electeur de Bavière l'ayant consulté sur les cures du célèbre Gassner, de Ratisbonne, il lui démontra qu'elles étaient dues à un principe d'action autre que celui par lequel de Hæn les avait expliquées. — L'Académie des Sciences de cette ville l'admit, peu de temps après, au nombre de ses membres.

En 1776, traversant de nouveau la Bavière, il guérit M. d'Osterval, directeur de l'Académie des Sciences, de Munich, d'une goutte sereine avec paralysie des membres.

C'est alors que, exclusivement confiant dans son système, il ne fit plus usage de l'aimant et de l'électricité. — Arrivé à Vienne, il entreprit le traitement de Mlle Paradis, affectée, depuis son enfance, d'une amaurose complète, accompagnée de convulsions qui faisaient sortir les yeux de leurs orbites.

Les deux Présidents de la Faculté de Médecine furent obligés de joindre hautement leurs suffrages à celui du public : M. de Stœrck lui-même, le médecin de cette famille, témoigna à Mesmer sa satisfaction d'une cure aussi inattendue et *ses regrets* d'avoir autant différé à favoriser, par son aveu, l'*importance de cette découverte*.

M. Paradis, reconnaissant, fit publier, dans les journaux, la guérison de sa fille ; mais l'intrigue n'avait pas dit son dernier mot ; et, alors que tout semblait annoncer à Mesmer le triomphe et la gloire, d'habiles et implacables adversaires, usant de leur influence à la Cour, menacèrent M. Paradis de lui faire supprimer la pension que l'Impératrice faisait à sa fille.... Le pain quotidien, peut-être ? La perspective de la misère fait toujours peur, et ce malheureux céda à ces viles considérations. — Tout ce qu'il avait dit et écrit dans les gazettes, fut nié ; M. Stœrck reniant ses aveux d'autrefois,

(1) Un fait à peu près semblable eut lieu à l'Académie de Médecine en 1826.

força Mesmer à rendre cette jeune fille à sa famille, et, malgré le témoignage de personnes les plus recommandables, la cabale s'accrédita et finit par triompher.

Mesmer quitta Vienne et se rendit à Paris (février 1778), précédé d'une sorte de réputation.

Il fit quelques expériences en présence de M. Le Roi, Directeur de l'Académie des Sciences, de Maillebois, Mauduit, etc.; la lutte recommença : malgré les efforts de M. Le Roi et autres, deux savants illustres, Daubenton et Vicq d'Azir, s'opposèrent, d'une façon formelle, à ce que l'Académie s'occupât de cette découverte : moyen fort simple pour affirmer et surtout faire triompher sa manière de voir.

Se voyant abandonné des *savants*, le découragement accablait de nouveau Mesmer, quand le hazard lui fit connaître M. D'Eslon, premier médecin de M. le comte d'Artois.

Convaincu de la vérité et de l'utilité de cette découverte, d'Eslon s'efforça d'attirer l'attention des confrères sur l'importance de ce sujet d'études. Trois membres de la Faculté, MM. Bertrand, Malloët et Sollier de La Romillais voulurent bien consentir à suivre les expériences, non à l'hôpital (c'était trop public), mais chez Mesmer.

Sept mois durèrent ces épreuves. — Rien ne put les convaincre. — Il est fort difficile, en effet, d'affirmer en quels cas les guérisons sont dues à l'art ou à la nature : il est donc facile de nier, si les besoins de la cause, que l'on défend, l'exigent.

Plus exigeants, affaire de conscience bien entendu, ils demandèrent de nouvelles expériences, qui permettraient d'affirmer que l'action du magnétisme ne pût être méconnue ou infirmée. Satisfaction leur fut donnée, et toujours (ce qui dut leur être fort agréable!) à la gloire du magnétisme. — Mais tout devait être inutile, et le plus faible hommage public ne fut rendu à la vérité. — M. d'Eslon publia alors *ses observations sur le magnétisme* (juillet 1780). — Le 18 septembre 1780, dans une assemblée générale qu'il avait sollicitée, il soumit à la Faculté de médecine les propositions de Mesmer, *qui consistaient à faire des expériences comparatives sur vingt-quatre malades avec le magnétisme et la médecine ordinaire.*

Est-il possible d'être plus précis et plus honnêtement consciencieux?

La réponse de l'honorable et impartial doyen, la voici : (La forme et les expressions de ce document méritent véritablement d'être appréciées) :

1° *Injonction* à M. d'Eslon d'être plus *circonspect* à l'avenir ;

Ces théories étaient donc à craindre?

2° Suspension, pendant un an, de voix délibérative dans les assemblées de la Faculté ;

Excellent moyen pour empêcher d'Eslon de faire des prosélites !

3° Radiation, à l'expiration de l'année, du tableau de la Faculté, s'il n'avait pas, à cette époque, *désavoué* ses observations sur le magnétisme !...

Les réflexions que fait naître cette phrase ne doivent pas viser la position exceptionnelle de M. d'Eslon, premier médecin du comte d'Artois : en votant contre leur confrère, certains membres ont dû, assurément, y songer plutôt qu'à l'honneur scientifique ; car cette peine disciplinaire devait probablement entraîner la perte de ce poste assez enviable. — Cela se voit encore de nos jours, pour des fonctions d'une importance bien moins grande. Mais elles doivent viser surtout l'attaque faite à M. d'Eslon, docteur en médecine, que l'on oblige à faire abnégation de ses idées scientifiques personnelles ; que l'on veut forcer malgré ses convictions à délaisser le but qu'il croit sincèrement pouvoir poursuivre ; but que la science a le devoir d'atteindre : *la lumière et le bien de l'humanité.*

Heureusement qu'aujourd'hui, ces règlements fantaisistes n'ont aucune valeur ; la critique délatrice seule peut poursuivre son tortueux chemin.

Si vous êtes heureux et fiers, mes anciens maîtres, de voir appréciées et suivies vos théories, dont beaucoup trop vivent ce que vivent les roses, pourquoi ne pas accepter, ou du moins ne pas vouloir tolérer que d'autres aient confiance dans une théorie qui a traversé les siècles, et dont ni l'intrigue, ni la cabale n'ont jamais pu détruire l'évidence et la réalité?

4° Les proposition de M. Mesmer rejetées !... Évidemment.

Le 28 mars 1781, M. de Maurepas, ministre d'Etat, offrit, malgré cette décision académique si extraordinaire, de faire à M. Mesmer une pension viagère de 20,000 fr. et un loyer de 10,000 fr., à condition d'établir un traitement et de former des élèves. — Etait-ce sincère ; ou plutôt n'était-ce qu'un nouveau piége ? Dans tous les cas, et ce fut la conduite *de ce charlatan,* un honnête homme ne pouvait accepter cette proposition, ses idées ayant été reconnues complètement fausses et sa découverte déclarée ne valoir absolument rien.

Tout projet d'arrangement étant rompu, Mesmer se rendit alors aux eaux de Spa.

M. d'Eslon continua à lutter contre la Faculté : il s'annonça comme opérant lui-même et demanda que la Faculté nommât des commissaires pour examiner ses expériences.

Mesmer, en apprenant cette nouvelle, se vit perdu, ruiné. — Heureusement que M. Bergasse, l'un de ses malades, d'après les conseils du banquier Kornmann, imagina, en 1783, le plan d'une souscription afin d'assurer à Mesmer son indépendance et la gloire, par la publication de sa découverte.

Dans l'espace de quelques mois, cette souscription s'éleva à plus de 340,000 fr., grâce au zèle et à l'empressement des hommes les plus distingués de la société. — A entendre les adversaires, qui ont vivement reproché cet acte à Mesmer et qui n'ont voulu y voir qu'une affaire commerciale, on dirait vraiment qu'ils ont l'habitude de donner leurs soins gratis : Les théories sont nombreuses, cela est vrai; mais en pratique, que la restriction est grande aussi !

En présence d'un succès aussi extraordinaire, le Gouvernement finit par sortir de cet état d'indifférence fort coupable, dans lequel il était plongé depuis trois ans. — Le 12 mars 1784, enfin, le Roi nomma des commissaires pris à la Faculté de Médecine, à l'Académie des Sciences et à la Société royale de Médecine.

Les membres de cette Commission ne se transportèrent point chez celui qui avait le droit d'être regardé comme le régénérateur de cette découverte et qui, par conséquent, devait offrir plus de chances de réussite dans les expériences; mais bien chez son disciple, M. d'Eslon. — Mesmer protesta contre tout ce qui se ferait ailleurs que chez lui ; il fit part, en vain, de ses réclamations à Franklin et à M. le baron de Breteuil ; on ne daigna pas même l'honorer d'une réponse; et ce déni de justice, le plus odieux, comme on l'a dit, dont l'histoire des sciences ait jamais fait mention, MM. les Commissaires eux-mêmes l'expliquèrent par les raisonnements les plus spécieux.

Il est facile de comprendre que ces derniers pouvaient être plutôt convaincus par l'auteur même de la découverte que par un disciple, et qu'ils ont commis ainsi un acte d'injustice révoltant.

L'examen terminé, les deux *Commissaires-rapporteurs* de l'Académie des Sciences et de la Société royale de Médecine, déclarèrent que le magnétisme n'avait *aucune réalité,* mais *qu'il présentait des dangers d'une nature très-grave.*

Malgré tout mon bon vouloir, je n'ai jamais pu, je l'avoue humblement, comprendre une antithèse aussi belle :

Le magnétisme n'a aucune réalité, mais il offre les dangers les plus grands....

Cela porte à rêver.....

Décidément, c'est pousser la *fantasia* littéraire à ses dernières limites !..... et surtout la mauvaise foi scientifique !

Et dire que ce mode d'arguments a toujours été la base fondamentale des oppositions faites au développement de cette science... par des hommes sérieux, bien entendu !

Le célèbre Jussieu refusa de signer le Rapport, et ni les sollicitations de ses confrères, ni les menaces de M. le baron de Breteuil, ministre, ne purent le décider à nier ce qu'il avait vu. — Il est vrai qu'il avait suivi les expériences avec la plus grande attention.

Il publia un Rapport dans lequel il reconnaissait des faits qui dénotent et affirment l'existence d'un agent extérieur indépendant de l'imagination.

Les faits restèrent donc encore en faveur du magnétisme, malgré l'autorité des savants adversaires et l'appui du ministère.

Aussi, quand M. de Puységur (fin 1784 et 1785) publia ses Mémoires, l'enthousiasme pour le somnambulisme avait redoublé, et le magnétisme, grâce au zèle des élèves de Mesmer, se répandait dans toute l'Europe.

De cette époque à 1815, date de sa mort à Mespurg, à l'âge de 81 ans, Mesmer parcourut l'Angleterre, l'Allemagne et surtout la France.

On le retrouve à Paris en 1793, au moment du supplice effroyable de Bailly, au Champ-de-Mars.

Mesmer, d'après les recherches savantes de Thouret et de M. Deleuze, aurait puisé la connaissance du magnétisme chez les médecins des XVe, XVIe et XVIIe siècles, Paracelse, Maxwel, etc., et surtout Van Helmont. On lui doit donc d'avoir tiré de l'oubli cette grande découverte et d'en avoir par son intelligence, sa patience et son courage, affirmé l'existence et l'importance incontestables.

Après Mesmer, vient en première ligne, pour ses expériences sur le magnétisme et par l'affirmation qu'il a faite du somnambulisme, M. le marquis Chastenet de Puységur, né à Paris en 1750. et petit-fils du maréchal de Puységur. Il douta longtemps ; il traitait même de charlatanisme les expériences faites par ses frères. Il finit par se rendre à l'évidence, et malgré les devoirs de sa charge, il s'occupa avec acharnement de cette branche scientifique.

Il fit des cures merveilleuses à sa terre de Buzancy, près Soissons : dans l'espace de six semaines, soixante-deux guérisons furent obtenues.

A Strasbourg, où il était en garnison, il eut aussi quelques succès. — En 1785, il publia ses Mémoires pour servir à l'histoire et à l'établissement du magnétisme animal.

Après le 18 brumaire, il fut nommé Maire de Soissons et fit paraître cet ouvrage : *Du Magnétisme animal considéré dans ses rapports avec diverses branches de la physique générale*, ouvrage pour lequel il fut aidé par Lavater, Servan, Tardy de Montrevel, Dupetit-Thouars et Mme la baronne de Reich, l'une des femmes qui a fait le plus de cures extraordinaires.

En 1824, parut la nouvelle édition d'un ouvrage, saisi et mis sous les pilons sans avoir été lu (1787), par le bon vouloir de M. le baron de Breteuil, alors ministre.

M. de Puységur, comme ses aïeux, aurait pu parvenir aux premières dignités : il préféra sacrifier tout au bonheur de soulager, de secourir et d'éclairer ses semblables.

Ma mission, disait-il souvent, *est de remettre le magnétisme entre les mains des médecins.*

Cette mission, il l'a remplie, non-seulement avec zèle, mais encore avec un succès complet ; car, peu après sa mort, la Commission, qui a reconnu tous les phénomènes du magnétisme et du somnambulisme, fut nommée par l'Académie royale de Médecine. — Avec de Puységur, Deleuze partage l'honneur d'avoir, par ses travaux et les cures nombreuses qu'il a opérées, conservé, défendu et propagé l'une des plus belles découvertes des temps modernes.

Dans les discussions de l'Académie royale de médecine, son nom n'a jamais été prononcé sans être accompagné des qualifications les plus honorables, et ses opinions ont toujours été citées comme une autorité, tant était grand l'ascendant qu'il exerçait sur ceux qui le connaissaient, grâce à ses lumières et à ses vertus privées.

Le docteur Husson, professeur de clinique médicale à l'Hôtel-Dieu, ayant eu connaissance par M. Rossen, médecin, des cures faites par le magnétisme, sous la direction du docteur Desprez, ne put résister aux prières qui lui étaient faites par un grand nombre de jeunes médecins; il permit l'entrée de son service à Dupotet. (26 octobre 1820.)

Le cas le plus sérieux de ceux qui se présentèrent, celui de Mlle Samson, était presque arrivé à bonne fin, quand le docteur Husson passa à l'hospice de la Pitié, et fut remplacé par M. Geoffroy. — Ce dernier, quelques jours après son entrée dans le service, annonça à Dupotet qu'il avait reçu l'ordre de suspendre les séances et de renoncer désormais à tout essai magnétique. — L'ordre fut exécuté et les procès-verbaux des vingt-trois séances furent signés par MM. Barenton, Barrat, Bergeret, Bertrand, Boissat, Bourgery, Bouvier, Bréheret, Bricheteau, Carquet, Créqui, Delens, Druet, Fomart, Gibert, Hubert, etc.

Dans le service de Récamier, des expériences analogues furent faites par M. Robouam.

Récamier, après avoir plusieurs fois entravé les soins donnés par M. Robouam, finit par prier *lui-même ce dernier de recommencer* à magnétiser la malade traitée, Mlle Leroy (Louise); les résultats obtenus en sa présence l'avaient convaincu.

A cette séance, étaient présents : MM. Gibert, Créqui, etc.

Georget, dans son travail sur la folie, écrivait : « Tant que » MM. les magnétiseurs feront leurs expériences dans l'ombre, » avec des compères ou des commères, tant qu'ils n'opèreront pas » leurs miracles au milieu de l'Académie des sciences ou de la Faculté de médecine, ils nous permettront de ne pas prendre la » peine de réfuter leurs rêveries ou leurs croyances. »

Les expériences faites à l'Hôtel-Dieu ébranlèrent son incrédulité et son dédain; car six mois ne s'étaient pas écoulés qu'il mettait en note, dans ce même ouvrage, alors à l'impression, qu'il avait été témoin et auteur de phénomènes magnétiques.

Quelques mois après, il consacrait un chapitre de *la Physiologie du Systèmes nerveux* (1), à exposer sommairement les phénomènes du somnambulisme.

La mort enleva M. Georget trop tôt à la science; mais son testament renferme un aveu digne d'être connu et médité.

Je ne terminerai pas, dit-il, cette pièce sans y joindre une déclaration importante. En 1821, dans mon ouvrage sur *la Physiologie du Système nerveux*, j'ai hautement professé le matérialisme. L'année précédente, j'avais publié un traité sur la folie, dans lequel sont émis des principes contraires, ou du moins sont exposées des idées en rapport avec les croyances généralement reçues (p. 48, 51, 52, 114); et à peine avais-je mis au jour *la Physiologie du Système nerveux*, que de nouvelles méditations sur un phénomène bien extraordinaire, le somnambulisme, ne me permirent plus de douter de l'existence en nous et hors de nous, d'un principe intelligent, tout à fait différent des existences matérielles. Ce sera, si l'on veut, l'âme et Dieu; il y a chez moi, à cet égard, une conviction profonde, fondée sur des faits que je crois incontestables. Cette déclaration ne verra le jour que lorsqu'on ne pourra plus douter de sa sincérité et suspecter mes intentions. Si je ne puis la publier moi-même, je prie instamment les personnes qui en prendraient connaissance, à l'ouverture du présent testament, c'est-à-dire après ma mort, de lui donner toute la publicité possible (1er mars 1826).

Rostan, l'éminent professeur de la Faculté de Paris, regarda, pendant longtemps, comme atteints de folie, ceux qui soutenaient le magnétisme. — De l'incrédulité complète il passa au doute, et puis enfin, ne pouvant résister à l'éclat de la vérité, il devint un des défenseurs les plus convaincus de cette science. Dans son remarquable traité d'hygiène, il fait connaître ses opinions et rapporte les faits, dont il a été témoin avec M. le docteur Ferrus.

Cet article ayant été supprimé dans la deuxième édition, on crut que Rostan s'était rétracté: on comprend la joie des adversaires; mais la lettre suivante prouve qu'il n'en est rien, et que le profes-

(1) Voir pour détails : *Physiologie du Système nerveux*, de Georget. — Ce sujet d'expériences sera traité dans un autre travail.

seur éminent, dont je parle, n'a nullement varié dans ses opinions (1) : « Je n'ai donné à personne le droit de dire que j'avais » rétracté mon opinion sur le somnambulisme magnétique; je n'ai » pas retiré mon chapitre dans les éditions successives de mon » hygiène; on l'a retiré du dictionnaire de médecine *sans me consulter*. Rien au monde ne peut faire que ce que j'ai vu, je ne l'aie » pas vu. Tous les faits négatifs du monde ne peuvent détruire un » fait positif. — Signé : ROSTAN.

En effet, M. X... réussit, en moyenne, une cataracte sur douze (grâce à un nouveau procédé..... à lui). — Cela prouve-t-il que l'art oculistique *soit tombé si bas* que l'on ne puisse obtenir des résultats meilleurs?

M. Y... est arrêté dans une opération sérieuse par une syncope finale du malade, sous l'effet du chloroforme : faut-il en conclure que l'anesthésie est une mauvaise chose, et que tous ceux qui l'emploient, même avec des résultats regrettables, sont des assassins ou des gas dignes de la corde?

M. Z... appelé en consultation pour un cas de polype naso-pharyngien, chez une jeune fille, conseille le mariage. — C'est original, n'est-ce pas? mais on trouve, croyez-le bien, dans la thérapeutique, des conseils un peu meilleurs, et qui permettent d'avoir confiance dans cette branche scientifique.

Par conséquent, rayons donc du carnet cette prétention à la perfection; et tachons de voir, de temps à autre, la poutre qui nous écrase, et de ne pas remarquer si souvent la paille qui chatouille la cornée de l'œil du voisin.

Et cependant, malgré l'affirmation d'hommes tels que MM. Rostan et Ferrus, affirmation appuyée de celle de plusieurs centaines de médecins, témoins, à l'Hôtel-Dieu, à la Salpétrière et dans les autres hôpitaux de Paris, de phénomènes magnétiques, il faut voir dans le *Dictionnaire de Médecine* (en dix-huit volumes), à quelques pages de distance de l'article de Rostan : « Que le mesmérisme ou » magnétisme animal est encore préconisé aujourd'hui, et à la honte de notre époque!.... (2). Toujours une amabilité pour finir! C'est à remarquer.

---

(1) Voir *Traitement des maladies chroniques*, par Célestin Gragnon (1859.)

(2) Voir l'art. longévité, page 259, signé : RULLIER.

Pétetin, d'abord médecin à Tournus (Bourgogne), vint exercer à Lyon, sous les instances de M. de Vergennes et de ses amis. — Observateur sérieux, critique judicieux, il se fit bientôt remarquer par ses écrits, et dans ses cours au collége de médecine de cette école.

Le célèbre Tissot (de Lausane), regardait le journal, que Pétetin rédigeait en collaboration avec le docteur Vitet, comme le meilleur Traité de médecine pratique qui eut existé jusqu'alors.

Sa haute position, le désintéressement et la noblesse, avec lesquels il pratiqua l'exercice de la médecine, l'avaient rendu cher à tous ceux qui le connaissaient.

Il s'occupa beaucoup d'électricité, de galvanisme ; et il a laissé, entre autres, deux ouvrages remarquables, qui méritent de fixer l'attention des hommes de science : *Mémoires sur la Catalepsie* (1787) ; — *De l'Electricité animale* (1808).

Il y dévoile sa confiance dans le magnétisme animal par des faits les plus surprenants, appuyés du témoignage de plusieurs médecins affirmant, comme témoins, la réalité de ces phénomènes.

Pétetin lui aussi, malgré l'estime dont il jouit toute sa vie, n'a pas été épargné par les soi-disant réformateurs.

Parmi ceux qui ont suivi ses expériences, l'on peut citer : Coladon, membre de la Société de Médecine de Lyon ; Jacquier, administrateur des Hôpitaux ; Le Chevalier Dalomieu, frère du naturaliste ; Prost, l'auteur de *La Médecine éclairée par l'observation et l'anatomie pathologique*, etc.

Delpit, de Bergerac, médecin inspecteur des eaux de Baréges, et collaborateur au *Dictionnaire des Sciences médicales*, rapporte deux cas d'hystérie dans lesquels les facultés du somnambulisme naturel ont été des plus remarquables.

Parmi les nombreux témoignages que je pourrais invoquer, dit Delpit, je ne citerai que M. Maine de Biran, conseiller d'Etat, qui voulait bien m'accompagner quelquefois dans les visites que je faisais à mes deux jeunes malades. — Delpit s'est borné au rôle d'observateur, laissant à d'autres le soin d'expliquer ces phénomènes. — Il dit aussi que plusieurs de ses confrères avaient été témoins de faits aussi extraordinaires dans les environs de Bergerac.

M. le docteur Latour fils (1), secrétaire perpétuel de la Société des Sciences physiques et médicales d'Orléans, communiqua, à cette Société *(Maladie nerveuse compliquée)*, l'observation de Mlle Lefebvre, dont la parfaite guérison fut obtenue en suivant les conseils que cette malade donnait pendant ses crises.

M. le baron de Strombeck, président de la Cour d'appel de Celle, a rapporté, jour par jour, l'histoire de la maladie de Mlle Julie, sa fille adoptive, et de la guérison obtenue aussi par le traitement réglé par la malade elle-même pendant ses crises de somnambulisme naturel.

M. le docteur Kœler, son médecin, et les docteurs Marcard et Schmidt, ont suivi aussi cette maladie dans toutes ses phases.

Cette malade annonça, chaque jour, les prescriptions à suivre, et le 16 janvier 1813, elle annonçait sa guérison prochaine, qui arriva, en effet, selon son pronostic.

M. le docteur Despine (2), médecin directeur d'Aix-les-Bains, dans son Rapport médical pour la saison des bains (1822), rapporte qu'il a observé trois cataleptiques, qui lui ont présenté tous les phénomènes racontés par Pétetin : il montre l'analogie de ces phénomènes avec le somnambulisme artificiel, et il avoue franchement qu'il est convaincu de la réalité du magnétisme et de ses effets extraordinaires.

M. Barrier (1831), médecin à Privas (Cantal), rapporte un fait de catalepsie qu'il a observé : Insensibilité de la périphérie du corps, sauf la région épigastrique ; production de phénomènes électro-magnétiques ; annihilation du goût et de l'odorat aux organes de ces sens et leur transport à l'épigastre ; la prévision des événements futurs relatifs à la maladie actuelle.

La juste appréciation de la valeur des remèdes proposés ; parfois, le sentiment intérieur des souffrances d'autrui, etc...

Tels sont les phénomènes qu'il a consignés.

Un exemple merveilleux de somnambulisme et qui mérite de fixer l'attention, est celui dont le bon Lafontaine est le sujet :

Un jour, Lafontaine invite à souper deux de ses amis : quelques

(1) *Bulletin de la Société des Sciences physiques et médicales d'Orléans;* t. III, p. 159. — 1812.

(2) *Voyage à Aix-les-Bains*, par M. le comte de Fortis. — 2 vol. — Turin, 1829. — T. I, page 198.

instants après il rentre chez lui, oublie d'avertir sa femme de l'invitation qu'il a faite, et même, ne se sentant pas appétit, ayant de plus envie de dormir, il va se coucher sans dire bonsoir à personne.

A l'heure du souper les deux amis arrivent; Mme Lafontaine croit d'abord qu'ils n'ont d'autre intention que de faire une visite. Cependant cette visite se prolongeant on finit par s'expliquer, et l'on rit du bonhomme. Puisqu'il est au lit, qu'il y reste, dirent les convives; on soupera sans lui. Bientôt, en effet, on se mit à table.

A peine a-t-on commencé à savourer les premiers mets que la porte s'ouvre : que voit-on paraître? Lafontaine en bonnet de nuit, en chemise, sans bas, et n'ayant qu'un simple caleçon. Les yeux ouverts, et n'apercevant aucun objet, il traverse la salle à manger, entre dans son cabinet, s'y renferme, y reste une demi-heure, puis reparaît, traverse de nouveau la salle, en se frottant les mains d'un air satisfait, rentre dans sa chambre et ne revient plus.

Sa femme et ses amis sont curieux de voir ce que notre fabuliste a pu faire ainsi renfermé au milieu des ténèbres. Ils entrent dans le cabinet : qu'y trouvent-ils? Une fable écrite d'une encre toute fraîche, qui atteste qu'elle vient d'être composée, et quelle est cette fable? L'une de celles où le langage du cœur règne de la manière la plus naturelle et la plus touchante, celle qui réunit plus que toutes les autres la grâce et la finesse aux sentiments, en un mot la célèbre fable des deux pigeons (1).

Gall, le fameux phrénologiste, quelques jours avant sa mort (1828), voulut avoir la consultation d'un somnambule. — Dans ses cours et dans ses derniers ouvrages, il s'est prononcé contre le magnétisme, conduite qu'il est bien difficile de s'expliquer quand on lit certains passages de son anatomie du cerveau (tom. I, p. 146-148) :

« Peut-être nous sommes-nous jusqu'à présent fait soupçonner de vouloir nier le fluide magnétique, mais ce n'est nullement notre projet. Le naturaliste ne doit connaître d'autre loi que la vérité. Nous reconnaissons un fluide qui a surtout de l'affinité avec le système nerveux, qui peut émaner d'un individu, passer dans

---

(1) Extrait des *Mémoires de deux Militaires* et des *Confessions d'un homme de Cour, etc....*, publiés par MM. Dusaulchoix et Charrin.— Paris, 1830. 2 vol. in-12. — V. Tom. 1er, p. 155.)

un autre, et s'amasser en vertu de son affinité particulière, plutôt dans certaines parties que dans d'autres. Une observation, que l'un de nous (Gall) a par hasard faite sur lui-même, nous confirme, indépendamment de tous le phénomènes vrais du magnétisme, dans cette opinion.

Ayant posé, pendant la méditation, la main sur le front, et promenant plusieurs fois en avant et en arrière, ses doigts étendus sur toute la partie chevelue du devant de la tête, à la distance d'un pouce à peu près, il remarqua entre la main et la partie supérieure du crâne, une chaleur douce comme celle de l'haleine, il ressentit une chaleur ascendante vers les épaules et les joues, de la chaleur dans la tête et un frisson dans les jambes. La même chose s'étant renouvelée plusieurs fois, fixa son attention, il recommença à dessein la même épreuve, et eut toujours les mêmes résultats. S'il continue à mouvoir, pendant quelques secondes, la main suspendue, les phénomènes cités augmentent, les yeux deviennent douloureux, et il en sort des larmes; la langue ne peut plus articuler, les muscles du visage prennent des mouvements spasmodiques, la respiration devient pénible, et il s'élève des soupirs accompagnés d'oppression; les genoux tremblent et chancèlent; il lui faut quelques heures de repos pour être entièrement rétabli.

Il a produit plusieurs fois des phénomènes semblables chez d'autres personnes qu'on n'y avait pas rendues attentives, et par le mouvement de la main continué pendant quelque temps, il a même causé des évanouissements profonds et prolongés; il a, sous le rapport de cette propriété, une affinité particulière avec les personnes des deux sexes qui ont les cheveux fins et un peu crépus. Elles seules agissent sur lui de la même manière, et il distingue bien, par cette impression singulière, si c'est un individu de cette sorte ou toute autre personne qui, dans une nombreuse compagnie, à une distance déterminée, promène la main en l'air, au-dessus de la partie supérieure, antérieure du crâne : aussi ne peut-il agir que sur les personnes de cette constitution; la promptitude avec laquelle il perd l'usage de ses sens, et surtout l'impression extrêmement désagréable produite par un abattement inexplicable, ne lui ont pas permis de pousser cet essai plus loin et d'en obtenir un résultat ultérieur.

Nous admettons donc l'existence d'un fluide, dont la soustraction diminue la force des nerfs et dont l'accumulation l'augmente : qui met une partie du système nerveux en repos et exalte l'activité de l'autre partie ; qui peut, par conséquent, produire un somnambulisme artificiel.

De même que, souvent dans les rêves, les pensées ont plus de finesse et les sensations plus de vivacité ; qu'on peut entendre et répondre ; que dans le somnambulisme naturel on peut se lever, marcher, avoir les yeux ouverts, toucher avec les mains, etc...., de même aussi, nous convenons que des phénomènes semblables peuvent avoir lieu dans le somnambulisme artificiel et même à un plus haut degré.

On doit, en général, considérer ce fluide magnétique comme un très-puissant irritant des nerfs, qui peut dans les maladies, produire des effets pernicieux ou bienfaisants, et qui, de même que les autres fluides, est soumis à des lois particulières dont la connaissance devrait être la base de la manipulation. Il est donc toujours un objet très-important pour le naturaliste, pourvu que l'on se tienne en garde contre ses propres illusions et contre celles d'autrui, etc....

Dans son *Traité analytique du calcul des probabilités*, page 358, Laplace s'exprime ainsi :

« Les phénomènes singuliers, qui résultent de l'extrême sensibilité des nerfs dans quelques individus, ont donné naissance à diverses opinions sur l'existence d'un nouvel agent, que l'on a nommé *Magnétisme Animal*. Il est naturel de penser que l'action de ces causes est très-faible, et peut être facilement troublé par un grand nombre de circonstances accidentelles. Ainsi, de ce que dans plusieurs cas elle ne s'est point manifestée, on ne doit pas en conclure qu'elle n'existe jamais. Nous sommes si éloignés de connaître tous les agents de la nature et leurs divers modes d'actions, qu'il serait peu philosophique de nier l'existence des phénomènes, uniquement parce qu'ils sont inexplicables dans l'état actuel de nos connaissances. »

Les détails suivants ont été fournis par M. Marc, à l'Académie de médecine, dans la discussion qui eût lieu sur le magnétisme.

« L'Académie des sciences de Berlin, l'un des corps savants les » plus distingués de l'Europe, n'a pas cru se compromettre en » proposant, en 1818, un prix de 3,300 fr. pour le meilleur mémoire

» sur le magnétisme animal ; permettez-moi de vous faire con-
» naître le passage suivant du programme publié à ce sujet :

» On désire que les connaissances acquises sur le magnétisme » animal soient présentées de manière à perdre leur merveilleux, » en ce qui démontrera que, semblable aux phénomènes physiques, » il suit certaines lois, et que ses effets ne sont rien moins qu'isolés, » individuels, et hors de rapport avec la nature organique. »

« Cette condition, Messieurs, je vous le demande, a-t-elle pu être prescrite par des enthousiastes, des thaumaturges ?

» En Prusse, une ordonnance royale, du 7 février 1817, ne permet qu'aux médecins légalement reçus d'exercer le magnétisme, et enjoint à ceux qui s'en occupent, de rendre compte, tous les trois mois, à une commission supérieure, des résultats de leurs opérations.

» En 1815, l'Empereur de Russie nomma une commission de médecins pour examiner le magnétisme. Cette commission ayant déclaré qu'il résultait de ses recherches que le magnétisme est un agent très important, et qui ne doit être mis en œuvre que par des médecins instruits, il fut ordonné que les médecins qui voudraient s'occuper de cures magnétiques rendraient, tous les trois mois, compte à la commission de leurs expériences, et que la commission ferait, de trois mois en trois mois, un rapport à l'Empereur.

» Un arrêt du Collége de santé du Danemarck, du 21 décembre 1816, et enfin une ordonnance du 14 janvier 1817, imposent aux médecins les mêmes obligations et prescrivent aux autorités locales de veiller à ce que le magnétisme ne soit exercé que par des médecins, et de poursuivre et punir comme charlatan quiconque voudrait s'en occuper sans une surveillance médicale.

M. Filassier a osé (1832), soutenir une thèse à la Faculté de médecine de Paris, sur le magnétisme animal. — C'était du progrès.

Cette témérité, à certaine époque, eût été accueillie certainement avec peu de confraternité.

Dans son cours de pathologie interne, Andral a sacrifié deux leçons au magnétisme : tout en n'acceptant pas complètement les idées d'alors, il a du moins exprimé sa croyance dans les deux principes fondamentaux de cette science : l'influence d'un individu sur un autre et l'existence du somnambulisme.

Entre autres ouvrages de philosophie moderne, on peut citer celui du baron Massias, où cette grande idée a pris la place qu'elle devrait occuper et qu'on aurait le devoir de lui accorder.

Le docteur Gaymard, dont les observations sont une conquête pour la science, dans une expédition autour du monde, faite avec le capitaine Freycinet, n'a cessé de faire de profondes recherches sur le magnétisme. Il croyait bien faire, assurément.

Dans la brochure déjà citée de M. Célestin Gragnon, se trouve une lettre de l'auteur *des Mousquetaires* et *du Vicomte de Bragelone*, où sont relatées les expériences magnétiques faites par M. Marcillet, en présence de MM. Alexandre Dumas, Maquet, Esquiros, Bernard, Delaage, Barrye et Charles Ledru, à Monte-Christo.

Quoiqu'en dehors du corps scientifique, ces noms rappellent, ce me semble, des hommes dont l'intelligence et l'esprit seraient difficilement niés, et surtout contre-balancés par les Facultés *immenses* de mes contradicteurs.

Eh bien! le penserait-on, ils ont eu la naïveté de croire au don de seconde vue et de le considérer comme un fait acquis et complètement démontré aujourd'hui.

Bien d'autres faits aussi sérieux, bien d'autres noms aussi recommandables pourraient encore être cités, s'il ne me tardait d'arriver à l'exposé de la fameuse discussion de l'Académie, dont les décisions sont de la plus grande importance pour le sujet que je défends, puisqu'elles le rendent scientifiquement inattaquable, et qu'elles le marquent au coin de l'exactitude et de la vérité la plus parfaite.

En 1825, après bien des démarches, M. le docteur Foissac finit par obtenir de l'Académie royale de médecine la nomination d'une Commission chargée de voir, d'examiner s'il convenait que l'Académie s'occupât de la question du magnétisme animal.

Furent nommés de cette Commission : MM. Adelon, Pariset, Marc, Husson et Burdin aîné, le 11 octobre 1825.

Le 13 décembre suivant, par l'organe de M. le docteur Husson, professeur de clinique médicale, dont l'esprit observateur, l'exactitude et le zèle avaient déjà été remarqués, lorsqu'il s'était agi de l'étude et de la propagation de la vaccine, cette Commission fit connaître son opinion.

Dans cette séance, du 13 décembre 1825, M. le docteur Husson s'efforça de démontrer, d'affirmer, qu'il était de l'intérêt, de l'honneur de l'Académie de réviser l'examen et les conclusions que, 40 ans auparavant, avaient formulées l'Académie royale des sciences, la Société royale de médecine et la Faculté de médecine, et qui frappaient de réprobation une question scientifique : celle du magnétisme animal, poursuivie ensuite par le ridicule et délaissée plutôt qu'abandonnée par plusieurs de ses partisans. Il ne complaît pas en effet à tout le monde d'aimer la lutte et le combat.

Il y parvint en faisant remarquer « que dans cette question,
» comme dans toutes celles qui sont soumises aux jugements de la
» faible humanité » on a le droit et le devoir, dans certaines circonstances, d'en appeler à un nouvel et plus rigoureux examen, quant aux décisions prises par des devanciers.

» Et, ajoutait-il, quelle science plus que la médecine a été aussi
» sujette à ces variations qui en ont si souvent changé les doctri-
» nes ! »

Et pour preuve, il rappela la circulation du sang déclarée impossible (1), l'inoculation de la variole considérée comme un crime (2), ces énormes perruques, dont on se surchargeait la tête, déclarées infiniment plus salubres que la chevelure naturelle (3) ; faits reconnus ensuite complètement inexacts.

De plus, ajouta-t-il, quel que soit l'éclat que la réputation de Franklin, Bailly, Darcet, Lavoisier, réfléchisse encore sur une génération qui n'est plus la leur, le jugement qu'ils ont porté pèche par la base radicale, par une manière rigoureuse de procéder dans l'étude de la question qu'ils étaient chargés d'examiner ; puisqu'ils avaient arrêté que l'assiduité aux expériences ne leur paraissait pas nécessaire et qu'il suffisait que quelques-uns y vinssent de temps en temps pour confirmer les premières observations générales, en faire de nouvelles, s'il y avait lieu, et en rendre compte à la Commission assemblée (Voir rapport de Bailly, in-4°, page 8).

Les commissaires donnaient pour raison, que les malades pour-

---

(1) *Ergo motus sanguinis non circularis.* 1642. — *Candidatus,* Simon Boullot, *præses,* Hugo Chasles. — *Ergo sanguinis motus singularis impossibilis.* 1672.

(2) *Ergo variolas inoculare nefas.* 1723. — *Candidatus,* Ludovicus Duvrac; *præses,* Claudius Delavigne.

(3) *Ergò coma adscititia nativâ salubrior.* 1691. — *Candidatus,* Petrus Mattot; *præses,* Paulus Guyard.

raient être importunés par les questions, et que eux-mêmes seraient gênés par leur discrétion. — Est-ce assez aimable et surtout peu clinique ?

On s'explique donc facilement leur réponse si peu favorable à cette question ; tandis que M. de Jussieu, le seul qui eût été le plus assidu à toutes les expériences : dont la probité, l'exactitude, la candeur, ne pouvaient être mises en doute, se sépara de ses collègues et publia un rapport particulier, contradictoire, qu'il termina en déclarant « que les expériences qu'il a faites et dont il a été
» témoin, prouvent que l'homme produit sur son semblable une
» action sensible par le frottement, par le contact, et plus rarement
» par un simple rapprochement à quelque distance ; que cette
» action, attribuée à un fluide universel non démontré, lui semble
» appartenir à la chaleur animale existante dans les corps ; que
» cette chaleur émane d'eux continuellement, se porte assez loin,
» et peut passer d'un corps dans un autre ; qu'elle est développée,
» augmentée ou diminuée dans un corps par des causes morales et
» par des causes physiques ; que, jugée par des effets, elle participe
» de la propriété des remèdes toniques et produit comme eux des
» effets salutaires ou nuisibles, selon la quantité de chaleur com-
» muniquée et selon les circonstances où elle est employée : qu'enfin
» un usage plus étendu et plus réfléchi de cet agent fera mieux
» connaître sa véritable action et son degré d'utilité. »

Pour examiner de nouveau le magnétisme, c'était donc, je pense, deux raisons excellentes : l'une basée sur cette vérité, qu'en fait de science, un jugement n'est qu'une chose transitoire : l'autre, que les Commissaires chargés par le Roi de faire l'examen du magnétisme animal ne sont nullement d'accord dans leurs appréciations, divergence qui ne s'explique que par la différence de conduite dans l'examen même des faits.

Husson fait remarquer ensuite que le somnambulisme n'a pu être étudié par les commissaires du Roi, puisqu'il n'a été dévoilé qu'à la fin de 1784, par M. de Puységur, quatre mois après la publication du rapport ; que le respectable M. Deleuze, Bertrand, ancien élève distingué de l'École Polytechnique, Georget, auteur de la *Physiologie du système nerveux*, s'en sont occupés ; que c'est là autant de raisons nouvelles pour que cet examen soit voté.

Enfin, à toutes ces considérations, prises dans l'intérêt de la science, l'honorable académicien en ajoute une dernière puisée dans l'amour-propre national.

« Les médecins français, dit-il, doivent-ils rester étrangers aux » recherches que font sur le magnétisme les médecins du nord de » l'Europe ? Votre commision ne le pense pas. Dans presque tous » les royaumes de ces contrées, le magnétisme est étudié et exercé » par des hommes fort habiles, fort peu crédules ; et si son utilité » n'y est pas généralement reconnue, on assure du moins que sa » réalité n'y est pas mise en doute. Ce ne sont plus seulement » des écrivains enthousiastes qui donnent des théories ou qui rap- » portent des faits ; ce sont des médecins et des savants d'un ordre » distingué. »

» En Prusse, M. Hufeland, après s'être prononcé contre le ma- » gnétisme, s'est rendu à ce qu'il appelle l'évidence, et s'en est dé- » claré le partisan. On a établi à Berlin une clinique considérable, » dans laquelle on traite avec succès les malades par cette mé- » thode ; plusieurs médecins ont aussi des traitements avec l'auto- » risation du gouvernement : car il n'est permis qu'à des médecins » approuvés d'exercer publiquement le magnétisme.

» A Francfort, M. le docteur Passavant a donné un ouvrage » extrêmement remarquable, non-seulement par l'exposition des » faits, mais encore par les conséquences morales et psychologi- » ques qu'il en déduit ; à Groningue, M. le docteur Bosker, qui » jouit d'une grande réputation, a traduit en hollandais l'histoire » critique du magnétisme de notre honorable compatriote M. De- » leuze, et il y a joint un volume d'observations faites au traite- » ment qu'il a établi conjointement avec ses confrères. A Stokholm, » on soutient pour le grade de Docteur en médecine des thèses sur » le magnétisme, comme on en soutient dans toutes les universités » sur les diverses parties de la science.

» A Pétersbourg, M. le docteur Stoffreghen, premier médecin » de l'empereur de Russie, et plusieurs autres médecins ont égale- » ment prononcé leur opinion sur l'existence et l'utilité du magné- » tisme animal. Quelques abus auxquels on a été exposé lorsqu'on » en faisait usage sans précaution ont fait suspendre les traite- » ments publics ; mais les médecins y ont recours dans leur prati- » que particulière lorsqu'ils le jugent utile. Près de Moscou, M. le » comte de Panin, ancien ministre de Russie, a établi dans sa

» terre, sous la direction d'un médecin, un traitement magnétique » où se sont opérées, dit-on, plusieurs guérisons importantes. »

Il termine enfin en rappelant le vœu exprimé, depuis bien des années, par les médecins et par les personnes honnêtes, qui ont étudié et observé consciencieusement le phénomène du magnétisme; que la médecine française s'affranchisse de la contrainte à laquelle les appréciations et les jugements des devanciers semblent l'avoir condamnée, et qu'elle se décide à juger les faits *attestés par des personnes à la moralité, à la véracité, à l'indépendance et au talent desquelles tout le monde s'empresse de rendre hommage.*

Il suffit, ajoute-t-il, que votre surveillance soit avertie pour que vous ne balanciez pas à remplir un de vos premiersdevoirs, à user d'une de vos plus honorables prérogatives, celle d'examiner une découverte qui vous est annoncée comme un moyen de guérison.

En se résumant, Messieurs, la Commision pense :

1° Que le jugement porté en 1784, par les commissaires chargés par le Roi d'examiner le magnétisme animal, ne doit en aucune manière vous dispenser de l'examiner de nouveau, parce que, dans les sciences, un jugement quelconque n'est point une chose absolue, irrévocable;

2° Parce que les expériences, d'après lesquelles ce jugement a été porté, paraissent avoir été faites sans ensemble, sans le concours simultané et nécessaire de tous les commissaires, et avec des dispositions morales qui devaient, d'après les principes du fait qu'ils étaient chargés d'examiner, les faire complètement échouer;

3° Que le magnétisme jugé ainsi en 1784 diffère entièrement par la théorie, les procédés et les résultats de celui que des observateurs exacts, probes, attentifs, que des médecins éclairés, laborieux, opiniâtres ont étudié dans ces dernières années;

4° Qu'il est de l'honneur de la médecine française de ne pas rester en arrière des médecins allemands dans l'étude des phénomènes que les partisans éclairés et impartiaux du magnétisme annoncent être produits par ce nouvel agent;

5° Qu'en considérant le magnétisme comme un remède secret, il est du devoir de l'Académie de l'étudier, de l'expérimenter, enfin d'en enlever l'usage et la pratique aux gens tout à fait étrangers à l'art, qui abusent de ce moyen et en font un objet de lucre et de spéculation.

D'après toutes ces considérations, votre Commission est d'avis que la Section doit adopter la proposition de M. Foissac, et charger une Commission spéciale de s'occuper de l'étude et de l'examen du magnétisme animal.

Signé : ADELON, PARISET, MARC, BURDIN aîné,
HUSSON, *rapporteur*.

Ce rapport produisit une vive impression sur l'Académie; la discussion fut remise à la séance suivante.

Est-il convenable que l'Académie soumette à un nouvel examen une question scientifique jugée et frappée de réprobation en 1784; tel était le problème à résoudre.

Dans la séance des 10, 24 janvier et 14 février 1826, votèrent pour la proposition : MM. Virey, Orfila, Chardel, Marc, Magendie, Guersent, Lerminier.

Votèrent contre : Desgenettes, Bailly, Double, Laënnec, Rochoux, Nacquart, Récamier, Georget et Gasc.

MM. Adelon, Gueneau de Mussy, Ferrus, Capuron, Honoré, Bricheteau, etc.... étaient encore inscrits pour la discussion; mais M. Salmade demanda la clôture, qui fut adoptée.

Comme on le voit, l'accord était loin d'être parfait. — Mais ce qui frappe surtout, à la lecture des comptes rendus de ces séances, c'est la différence existant dans la forme et le fond des arguments soutenus pour ou contre la proposition émise.

Pour les défenseurs, la certitude, la conviction, appuyées sur les opinions d'hommes sérieux et honnêtes; sur des faits authentiques et la plupart personnels : voilà le point d'appui, la base des opinions de quelques-uns.

Pour d'autres, c'est le doute encore; mais le doute, demandant que la lumière se fasse sur un phénomène regardé comme pouvant être utile et dans certains cas, nuisible.

Parmi les adversaires, on ne trouve guère que des gens qui nient ce qu'ils n'ont pas vu ni voulu voir : arguments fallacieux et tout de fantaisie, mensonge (1), involontaire assurément, in-

(1) *Négation de l'effet magnétique,* par Récamier, basée sur la mort de Mlle Samson, traitée dans son service. — Voilà un miracle, je pense; *car six ans après sa mort,* le 29 décembre 1826, cette même malade se présentait à la Commission du magnétisme. — (Article Samson, rapport sur *les expériences magnétiques.*)

sulte, même en face de collègues, qui problablement les valaient. et enfin négation obstinée et de parti-pris : tel est leur moyen de défense.

Lisez donc ces documents, *ô savants contradicteurs,* et vous y trouverez des réflexions tellement spirituelles qu'elles frisent la naïveté ; vous pourrez y cueillir ces expressions, si chères à votre plume, et qui font voir à quel degré d'aberration un homme instruit et bien élevé peut descendre, quand l'envie et la défense de parti englobent ses sentiments, naturellement honnêtes.

Georget, ce qui pourrait étonner, vota aussi contre ; mais il agit ainsi, tant ses convictions étaient sincères, pour affirmer « que » l'Académie devait encourager l'examen du magnétisme animal, » mais qu'elle ne devait pas l'examiner elle-même. »

La clôture demandée par M. Salmade, ayant été accordée, la parole fut donnée à M. le docteur Husson, rapporteur de la Commission, pour répondre aux objections émises et pour affirmer, encore plus, les conclusions du rapport sur cette question.

Dans sa réponse, Husson accepte toutes les objections et n'en récuse aucune ; et avec une puissance d'argumentation, une logique et une gravité dignes de l'homme et du sujet, il combat, il annule, point par point., faits par faits, toutes les raisons émises par la controverse.

Il gratifie l'un d'une leçon d'ironie, lui faisant comprendre que souvent l'esprit qu'on veut avoir gâte le peu qu'on a ; chez un autre, il complète les documents historiques qui semblent lui manquer, etc., etc. : arrivé aux objections de M. Double, on sent l'indignation gagner l'orateur, et il le fait bien sentir quand il s'écrie : « Quoi ! Messieurs, parce que notre faible intelligence ne peut pas » encore expliquer la cause des phénomènes que l'on assure exister, parce que ces phénomènes ne se présentent pas toujours » quand on cherche à les provoquer, parce qu'ils s'éloignent de » l'ordre habituel des faits, dont nous sommes les témoins journaliers, ceux qui les observent se trompent et sont des dupes ; ceux » qui les font naître et ceux sur lesquels ils se présentent trompent et sont des fripons ! Mais, parmi les personnes que vous flétrissez de la sorte, il est des hommes assis à vos côtés, faisant, » comme vous, partie de cette élite de la médecine française ; » Comme vous, jouissant de la considération publique ; comme

» vous enfin, ayant un droit égal à des égards auxquels ceux qui » admettent l'existence du magnétisme ne manquent point, quand » ils combattent vos résistances..... Où en serions-nous, Messieurs, » si une dévergence d'opinions était une cause d'insultes!

Après quelques autres critiques, il termine en disant que « la « Commission persiste dans ses conclusions. »

Cette éloquente réponse fut écoutée avec la plus grande attention et accueillie par des applaudissements presque unanimes. — On vota aussitôt, par la voie du scrutin secret ; voici le résultat :

Nombre des votants.	60
Pour la proposition.	35
Contre	25

Par conséquent, l'Académie royale de médecine était d'avis de nommer une Commission permanente, qui se livrerait à l'étude et à l'examen du magnétisme animal.

Dans la séance du 28 février suivant, M. Désormaux, président annuel de la section, proposa les noms, qui suivent, pour faire partie de cette Commission : MM. Leroux, Bourdois de La Mothe, Double, Magendie, Guersent, Laennec, Thillage, Marc, Itard, Fouquier et Gueneau de Mussy. — Le choix d'hommes si distingués fut adopté sans réclamation. Le treize juin, Laennec, que l'état de sa santé forçait à quitter Paris, fut remplacé par Husson.

M. Bourdois de La Mothe fut nommé président, et Magendie, secrétaire.

En 1831 (séance du 21 et 28 juin), M. Husson vint soumettre à l'Académie le compte-rendu des travaux de cette Commission. — Il exposa minutieusement, jour par jour, les expériences et les résultats constatés : il fit connaître toutes les observations faites par la Commission, et termina par cette phrase qui dénote combien était grande sa confiance dans le magnétisme et qui devrait être le point d'arrêt de la critique et de la calomnie insidieuse :

» Loin de poser des limites à cette partie de la science physiolo- » gique, nous avons, au contraire, l'espoir qu'un *nouveau champ* lui » est ouvert ; et garants de nos propres observations, les présen- » tant avec confiance à ceux qui, après nous, voudront s'occuper » du magnétisme, nous nous bornons à en tirer les conclusions

» suivantes, qui sont la conséquence nécessaire des faits, dont l'en-
» semble constitue notre rapport. »

Que les nobles et savants critiques méditent cette phrase ; ils comprendront, j'ose le croire, qu'un confrère peut, sans crainte de se déshonorer et de *tomber trop bas,* suivre hardiment les conseils d'un homme tel que Husson.

CONCLUSIONS.

Le contact des pouces ou des mains, les frictions ou certains gestes que l'on fait, à peu de distance du corps, et appelés passes, sont les moyens employés pour se mettre en rapport, ou, en d'autres termes, pour transmettre l'action du magnétiseur au magnétisé.

Les moyens qui sont extérieurs et visibles ne sont pas toujours nécessaires, puisque, dans plusieurs occasions, la volonté, la fixité du regard, ont suffi pour produire les phénomènes magnétiques, même à l'insu des magnétisés.

Le magnétisme a agi sur des personnes de sexe et d'âge différents.

Le temps nécessaire pour transmettre et éprouver l'action magnétique, a varié depuis une demi-heure jusqu'à une minute.

Le magnétisme n'agit pas en général sur les personnes bien portantes.

Il n'agit pas non plus sur tous les malades.

Il se déclare quelquefois, pendant qu'on magnétise, des effets insignifiants et fugaces, que nous n'attribuons pas au magnétisme seul, tels qu'un peu d'oppression, de chaleur ou de froid, et quelques autres phénomènes nerveux, dont on peut se rendre compte sans l'intervention d'un agent particulier ; savoir, par l'espérance ou la crainte, la prévention et l'attente d'une chose inconnue et nouvelle, l'ennui qui résulte de la monotonie des gestes, le silence et le repos observés dans les expériences, enfin par l'imagination, qui exerce un si grand empire sur certains esprits et sur certaines organisations.

Un certain nombre des effets observés nous ont paru dépendre du magnétisme seul et ne se sont pas reproduits sans lui. Ce sont des phénomènes physiologiques et thérapeutiques bien constatés.

Les effets réels produits par le magnétisme sont très variés : il agite les uns, calme les autres ; le plus ordinairement il cause l'accélération momentanée de la respiration et de la circulation, des mouvements convulsifs, fibrillaires, passagers, ressemblant à des secousses électriques, un engourdissement plus ou moins profond, de l'assoupissement, de la somnolence, et dans un petit nombre de cas, ce que les magnétiseurs appellent somnambulisme.

L'existence d'un caractère unique, propre à faire reconnaître dans tous les cas la réalité de l'état de somnambulisme n'a pas été constaté.

Cependant on peut conclure avec cette certitude que cet état existe, quand il donne lieu au développement des facultés nouvelles qui ont été désignées sous les noms de clervoyance, d'intuition, de prévision intérieure, ou qu'il produit de grands changements dans l'état physiologique, comme l'insensibilité, un accroissement subit et considérable de forces, et quand cet effet ne peut être rapporté à un autre cause. Comme parmi les effets attribués au somnambulisme il en est qui peuvent être simulés, le somnambulisme lui-même peut, quelquefois être simulé et fournir au charlatanisme des moyens de déception.

Aussi, dans l'observation de ces phénomènes, qui ne se présentent que comme des faits isolés, qu'on ne peut rattacher à aucune théorie, ce n'est que par l'examen le plus attentif, les précautions les plus sévères et par des épreuves nombreuses et variées qu'on peut échapper à l'illusion.

Le sommeil provoqué avec plus ou moins de promptitude et établi à un degré plus ou moins profond, est un effet réel, mais non constant du magnétisme.

Il nous est démontré qu'il a été provoqué dans des circonstances ou les magnétisés n'ont pu voir et ont ignoré les moyens employés pour le déterminer.

Lorsqu'on a fait tomber une fois une personne dans le sommeil magnétique, on n'a pas toujours besoin de recourir au contact et aux passes pour la magnétiser de nouveau. Le regard du magnétiseur, sa volonté seule ont sur elle la même influence. Dans ce cas, on peut non-seulement agir sur le magnétisé, mais encore le mettre complètement en somnambulisme, et l'en faire sortir à son insu, hors de sa vue, à une certaine distance et au travers des portes fermées.

Il s'opère ordinairement des changements plus ou moins remarquables dans les perceptions et les facultés des individus qui tombent en somnambulisme, par l'effet du magnétisme.

Quelques-uns, au milieu du bruit de conversations confuses, n'entendent que la voix de leur magnétiseur ; plusieurs répondent d'une manière précise aux questions que celui-ci ou que les personnes avec lesquelles on les a mis en rapport leur adressent ; d'autres entretiennent des conversations avec toutes les personnes qui les entourent ; toutefois, il est à remarquer qu'ils entendent ce qui se passe autour d'eux. La plupart du temps ils sont complètement étrangers au bruit extérieur et inopiné fait à leur oreille, tel que le retentissement de vases de cuivre vivement frappés près d'eux, la chute d'un meuble, etc.

Les yeux sont fermés, les paupières cèdent difficilement aux efforts qu'on fait avec la main pour les ouvrir ; cette opération, qui n'est pas sans douleur, laisse voir le globe de l'œil convulsé et porté vers le haut et quelquefois vers le bas de l'orbite.

Quelquefois l'odorat est comme anéanti. On peut leur faire respirer l'acide muriatique ou l'ammoniaque sans qu'ils en soient incommodés, sans même qu'ils s'en doutent. Le contraire a lieu dans certains cas, et ils sont sensibles aux odeurs.

La plupart des somnambules, que nous avons vus, étaient complètement insensibles. On a pu leur chatouiller les pieds, les narines et l'angle des yeux par l'approche d'une plume, leur pincer la peau de manière à l'ecchymoser, la piquer sous l'ongle avec des épingles enfoncées à l'improviste à une assez grande profondeur sans qu'ils aient témoigné de la douleur, sans qu'ils s'en soient aperçus. Enfin on en a vu une qui a été insensible à une des opérations les plus douloureuses de la chirurgie, et dont ni la figure, ni le pouls, ni la respiration n'ont pas dénoté la plus légère émotion.

Le magnétisme a la même intensité, il est aussi promptement ressenti à une distance de six pieds que de six pouces ; et les phénomènes qu'il développe sont les mêmes dans les deux cas.

L'action à distance ne paraît pouvoir s'exercer avec succès que sur des individus qui ont été déjà soumis au magnétisme.

Nous n'avons pas vu qu'une personne magnétisée pour la première fois tombât en somnambulisme. Ce n'a été quelquefois qu'à la huitième ou dixième séance que le somnambulisme s'est déclaré.

Nous avons constamment vu le sommeil ordinaire, qui est le repos des organes des sens, des facultés intellectuelles et des mouvements volontaires, précéder et terminer l'état de somnambulisme.

Pendant qu'ils sont en somnambulisme, les magnétisés, que nous avons observés, conservent l'exercice des facultés qu'ils ont pendant la veille. Leur mémoire même paraît plus fidèle et plus étendue, puisqu'ils se souviennent de ce qui s'est passé, pendant tout le temps et toutes les fois qu'ils ont été en somnambulisme.

A leur réveil, ils disent avoir oublié totalement toutes les circonstances de l'état de somnambulisme, et ne s'en ressouvenir jamais. Nous ne pouvons avoir, à cet égard, d'autre garantie que leurs déclarations.

Les forces musculaires des somnambules sont quelquefois engourdies et paralysées. D'autres fois, les mouvements ne sont que gênés, et les somnambules marchent ou chancèlent à la manière des hommes ivres, et sans éviter, quelquefois aussi en évitant les obstacles qu'ils rencontrent sur leur passage. Il y a des somnambules qui conservent intact l'exercice de leurs mouvements ; on en voit même qui sont plus forts et plus agiles que dans l'état de veille.

Nous avons vu deux somnambules distinguer, les yeux fermés, les objets que l'on a placés devant eux ; ils ont désigné, sans les toucher, la couleur et la valeur des cartes, ils ont lu des mots tracés à la main, ou quelques lignes de livres que l'on a ouverts au hasard. Ce phénomène a eu lieu alors même qu'avec les doigts on fermait exactement l'ouverture des paupières.

Nous avons rencontré, chez deux somnambules, la faculté de prévoir des actes de l'organisme plus ou moins éloignés, plus ou moins compliqués. L'un d'eux a annoncé plusieurs jours, plusieurs mois d'avance, le jour, l'heure et la minute de l'invasion et du retour d'accès épileptiques ; l'autre a indiqué l'époque de sa guérison. Leurs prévisions se sont réalisées avec une exactitude remarquable. Elles ne nous ont paru s'appliquer qu'à des actes ou des lésions de leur organisme.

Nous n'avons rencontré qu'une seule somnambule qui ait indiqué les symptômes de la maladie de trois personnes avec lesquelles on l'avait mise en rapport. Nous avions cependant fait des recherches sur un assez grand nombre.

Pour établir avec quelque justesse les rapports du magnétisme avec la thérapeutique, il faudrait en avoir observé les effets sur un grand nombre d'individus et avoir fait longtemps et tous les jours des expériences sur les mêmes malades. Cela n'ayant pas eu lieu, la Commission a dû se borner à dire ce qu'elle a vu dans un trop petit nombre de cas pour oser rien prononcer.

Quelques-uns des malades magnétisés n'ont ressenti aucun bien. D'autres ont éprouvé un soulagement plus ou moins marqué, savoir : l'un, la suspension de douleurs habituelles, l'autre, le retour des forces ; un troisième, un retard de plusieurs mois dans l'apparition des accès épileptiques, et un quatrième, la guérison complète d'une paralysie grave et ancienne.

Considéré comme agent de phénomènes physiologiques ou comme moyen thérapeutique, le magnétisme devrait trouver sa place dans le cadre des connaissances médicales, et, par conséquent, les médecins seuls devraient en faire ou en surveiller l'emploi, ainsi que cela se pratique dans les pays du Nord.

La Commission n'a pu vérifier parce qu'elle n'en a pas eu l'occacasion, d'autres facultés que les magnétiseurs avaient annoncé exister chez les somnambules. Mais elle a recueilli et elle communique des faits assez importants pour qu'elle pense que l'Académie devrait encourager les recherches sur le magnétisme comme une branche très curieuse de psychologie et d'histoire naturelle.

Ce rapport fut écouté par l'Académie avec le plus vif intérêt : quelques adversaires du magnétisme tentèrent, en vain, de troubler le silence religieux de la savante assemblée ; mais l'immense majorité réprima promptement ces tentatives et témoigna par de nombreux applaudissements à l'honorable rapporteur, combien elle était satisfaite de son zèle, de son talent et de son *courage*.

Un membre ayant demandé l'impression de ce rapport, M. Castel s'y opposa avec force, disant que si la plupart des faits qu'on avait annoncés étaient réels, *ils détruiraient la moitié des connaissances physiologiques;* qu'il serait donc dangereux de propager ces faits au moyen de l'impression.

Divers membres voulurent soulever une discussion, mais on leur fit observer que le travail de la Commission reposant tout entier sur des expériences rigoureuses, cette proposition ne pouvait être acceptée, à moins qu'on n'attaquât les lumières ou la moralité des Commissaires, ce qui ne serait pas souffert par l'Académie.

MM. les adversaires furent alors obligés de se résigner au silence.

Le magnétisme était donc reconnu et acecpté par l'Académie de médecine (28 juin 1831.)

Un des articles les mieux écrits que j'aie lu contre la théorie du magnétisme est, assurément, celui de Dechambre *(Dictionnaire encyclopédique des Sciences médicales).* — Article Mesmérisme. Je relèverai seulement, en passant, la négation qu'il y exprime, en rapportant que la somnambule Prudence a affirmé que tout était fraude dans le magnétisme (1).

Pour cela faire, je rappellerai le cas de M. Paradis (à Vienne); ce fait m'autorise, je crois, à poser une question qui sera aussi ma réponse : combien Prudence a-t-elle reçu pour oser une confession pareille?

D'aucuns prétendent aussi, à propos des guérisons *imaginaires,* opérées par le magnétisme ou le somnambulisme, qu'elles sont dues simplement à l'effet de l'imagination, de l'idée fixe, qu'a le malade de sa guérison. — On en a dit autant de bien d'autres, dont certains systèmes d'applications médicales se sont rendus coupables. Elles n'en existent pas moins!

Aussi, avouons-le, que de malades voudraient l'avoir cette idée.... Ne serait-ce que pour la donner à ceux qui les soignent!

Par ce trop court historique, on peut donc voir que tout ce qui est raconté, répandu, sur le magnétisme, par ceux dont le devoir serait cependant de ne dire que la vérité, est complètement faux, totalement inexact.

---

(1) Les autres objections faites par Dechambre, ayant surtout rapport à des faits scientifiques, l'exposé et la critique en seront faits dans la seconde partie de ce travail.

Le magnétisme n'est pas d'invention récente : depuis l'antiquité la plus reculée, on l'a conçu et mis en pratique ; puisque l'histoire nous apprend qu'il a été, pour ainsi dire, le point de départ des notions médicales.

Chez les anciens, au Moyen-Age, dans les temps modernes, les hommes les plus remarquables de chacune de ces époques, ont étudié, analysé et affirmé l'existence de ce principe scientifique. — Malgré les luttes, les entraves les plus terribles, il a pu arriver jusqu'à nous, grâce au zèle et au courage de ses partisans.

Par conséquent, Mesmer, *ce charlatan*, comme on dit dans un certain monde, n'a été que le rénovateur des principes défendus par ses devanciers, principes que l'on voudrait encore aujourd'hui laisser dans l'oubli.

Cependant, il n'est pas permis de s'arrêter ; car l'opinion des hommes que j'ai cités, l'affirmation de l'Académie de médecine (1831), et surtout l'encouragement que Husson donne à ceux qui viendront après lui, semblent non-seulement affirmer le droit, mais encore imposer le devoir de poursuivre la route qu'ils ont si péniblement tracée !

Que peut-on craindre..... l'insulte, la calomnie? On en rira..... le bien, fait chaque jour, étant là pour consolation. Mais, quand on songe que toutes ces appréciations insultantes, jetées encore de nos jours à la face des défenseurs de cette branche scientifique, atteignent des hommes, qui se nomment de Jussieu, de Puységur, Rostan, Georget, Laplace, Husson, etc., on éprouve un sentiment de pitié, non pour ceux qui en sont l'objet, mais pour ceux qui enfantent et écrivent de pareilles scories littéraires !

La tâche est rude, je le sais ; mais plus les difficultés seront grandes, plus grand aussi doit être mon espoir de voir mes efforts récompensés, si j'en crois cette maxime de Spinosa : *ce qui naît aisément, périt de même* (1).

Dr Espinouse.

(1) Œuvre de Spinosa. — *Éthique*, page 15.

Aux objections, gracieuses et polies, dont on m'honorera, peut-être, je répondrai par l'exposé de la seconde partie de ce travail :

De l'application, en médecine, du magnétisme et du somnambulisme. — Observations. — Conséquences que l'on peut en tirer, au point de vue pathologique et clinique.

Bordeaux. — Imp. J. Lamarque, rue Porte-Dijeaux, 43.

www.ingramcontent.com/pod-product-compliance
Ingram Content Group UK Ltd.
Pitfield, Milton Keynes, MK11 3LW, UK
UKHW020351250726
13967UKWH00005B/2220

9 782012 999305